RÉFLEXIONS

SUR

LE CHOIX DES DÉPUTÉS.

(AOUT 1815.)

Le chr Chaillou
est presenté pour
son compliment bien
sincere a monsieur
Vindé, et le prie de
l'agreer avec l'h
de cet opuscule.

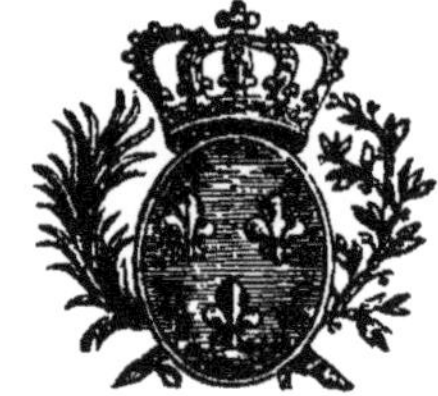

A PARIS,

CHEZ L. G. MICHAUD, IMPRIMEUR DU ROI,
RUE DES BONS-ENFANTS, N°. 34.

M. DCCC. XV.

REFLEXIONS

SUR

LE CHOIX DES DÉPUTÉS.

Des malheurs prolongés ne permettent plus de douter que les vœux des gens de bien seront toujours impuissants, tant qu'ils n'opposeront pas à la malveillance et à l'intrigue une résistance continuelle et raisonnée; car si l'une et l'autre ralentissent quelquefois leur marche, ce n'est que pour mieux cacher leurs desseins et en assurer le succès : semblables aux feux des volcans, ils restent ensevelis sous la cendre, et ne font explosion que lorsqu'ils trouvent une issue.

Un aperçu rapide des moyens employés pour influencer les esprits n'est donc pas inutile dans un moment où l'on peut tendre de nouveaux piéges aux mieux intentionnés.

Lors de la convocation des États-Généraux,

à peine avait-on une idée de la nature et des effets de ces sortes d'assemblées ; l'histoire vainement en avait transmis le cérémonial, les harangues et les doléances : les circonstances, comme le génie des peuples, n'étaient plus les mêmes ; et les efforts des écrivains du jour, pour démontrer le bien qui devait résulter de cette nombreuse réunion, effaçaient le souvenir des troubles qui, à des époques pareilles, avaient affligé nos pères. Le philosophisme aussi, qu'il ne faut pas confondre avec la vraie philosophie (1), dont étaient imbus ceux que le besoin de se faire remarquer poussait vers la carrière de l'économie politique, encore que leur profession et leurs études dussent les en éloigner, excita cet esprit novateur qui s'empara de toutes les têtes. L'on n'entendit plus que les mots de réformation et de perfection ; on créa des systêmes propres à favoriser les ambitieux et à séduire les honnêtes gens : fiers des lumières nouvelles que l'on croyait avoir acquises, on s'élança sans redouter les écueils dont la route était semée.

---

(1) On s'enveloppe du manteau de la philosophie comme de celui de la religion, pour cacher sa cupidité et ses raisonnements captieux : ainsi le mal vient de l'abus, et non du principe.

Ce fut dans les assemblées bailliagères que la discorde commença à secouer ses brandons ; leurs nombreux cahiers recueillirent les reproches que s'adressaient réciproquement les différentes classes de citoyens.

La noblesse des provinces était irritée contre celle qui fréquentait la Cour; le clergé des campagnes était aigri contre le clergé titré qui possédait les bénéfices; les particuliers vivant de leurs revenus, les commerçants, les laboureurs, supportaient avec chagrin des charges dont étaient exempts les privilégiés; la magistrature s'indignait de son peu de crédit; les orateurs, les gens de lettres se trouvaient trop resserrés dans le barreau et dans les académies; chacun enfin se croyait appelé à réformer des abus dont on parlait sans s'entendre : la fermentation s'accrut par le rapprochement de tant d'éléments divers; elle s'éleva à un tel degré, que, malgré l'intention bien prononcée des Français pour la conservation de la monarchie, les bases du trône furent détruites, tout en jurant de respecter le monarque.

Peut-être les principes monarchiques auraient-ils reparu avec avantage, si à l'Assemblée Constituante, qui déjà avait manifesté le regret d'avoir tant osé, on eût pu faire succéder des hommes sages et expérimentés; mais, par une délicatesse louable sans doute, et qui fut la source de beaucoup de maux, les membres de cette assemblée se privèrent du droit d'être réélus; ils furent dupes de ceux-là même qui voulaient les exclure, afin de revenir sans être gênés par les talents et les vertus de collègues qu'ils avaient souvent abreuvés de dégoûts.

La porte fut donc ouverte à tous les ambitieux, qui se hâtèrent de préparer les voies à leurs pareils; il faut même convenir que quelques amis de la patrie et du trône ne furent pas fâchés de voir attaquer une constitution qui semblait en diminuer les prérogatives : ne se doutant pas du piége, ils secondèrent des intentions perfides (1).

Des hommes prévoyants osèrent prédire que, si on brisait ce palladium, on exposerait le monarque et la nation à toutes les fureurs de l'anarchie; ils ne furent point écoutés, et bientôt l'élection des Conventionnels se fit au milieu des troubles et des massacres (2). Les électeurs,

---

(1) Ce fut ainsi que depuis l'on essaya de déconsidérer le gouvernement de Louis XVIII, en supposant et en exagérant les prétentions de ceux que l'on appelait royalistes, relativement aux droits féodaux, aux dîmes et aux biens nationaux.

(2) Dans plusieurs endroits, les membres encore palpitants

comprimés par la terreur, furent forcés de voter à haute voix, pour leur enlever jusqu'à la consolante faculté de donner leurs suffrages à des hommes de bien.

Quelques uns cependant furent choisis; mais, sans appui, ils ne purent se montrer que lorsque les partis, lassés de se proscrire alternativement, songèrent à arrêter les plus fougueux d'entre eux : toutefois on se rapprocha des hommes sages sans leur accorder de crédit; ceux qui n'avaient songé qu'à leur salut personnel, et qui avaient marché dans les sentiers tortueux de la révolution, ne se les associèrent que pour se garantir et les entraîner sur leurs traces.

Plus audacieux que les Constituants, les Conventionnels contraignirent les électeurs de choisir parmi eux les deux tiers (1) des députés à élire; et cet amalgame occasionna, pour se servir du langage d'alors, de nouvelles épurations. Ce ne fut qu'en l'an VI (1797) que l'on commença à sentir la nécessité de recourir aux hommes modérés. Presque partout il y eut des scissions dans les assemblées électorales;

---

des victimes immolées par des furieux, furent apportés dans les assemblées électorales.

(1) En l'an IV (1796.)

elles furent souvent provoquées par les amis de l'ordre, et quelquefois par ceux qui désiraient conserver le pouvoir. Cette disposition des esprits pouvait devenir funeste : elle contribua, au contraire, à la bonté des choix, attendu que, pour faire prévaloir le sien, chaque parti évita les extrêmes; de sorte que, lorsqu'au Conseil des Cinq-Cents on voulut faire déclarer la patrie en danger, il fut reconnu que l'arrivée des nouveaux députés avait augmenté le nombre des hommes raisonnables.

Cette déclaration, en effet, eût été le signal des proscriptions et des horreurs de 1793. La lutte, cependant, était trop forte pour que la partie saine résistât long-temps; une transaction était devenue nécessaire; et on se prêta d'autant plus volontiers à concentrer le pouvoir, que beaucoup espéraient trouver dans cette concentration le moyen de le remettre un jour dans des mains pures et légitimes : ils furent déçus par une fatalité dont la France gémira long-temps; de sorte que, voulant faire cesser les fureurs démagogiques, on tomba sous le joug de l'oppression. Sa progression rapide s'étendit jusqu'aux élections; elles furent dirigées par des mandataires adroits, et bornées à la simple présentation; encore la conduite des candidats devait-elle être soumise à des recherches rigoureuses, lorsque l'autorité n'annullait pas de sa propre volonté des choix qu'elle supposait irréguliers, parce qu'ils étaient contraires à ses vues.

Ce régime, qui pesait de toutes parts sur les Français, eût peut-être subsisté long-temps, si la plus aveugle comme la plus extravagante ambition n'eût porté celui qui prodiguait le sang et la richesse des peuples à étendre son sceptre de fer jusqu'aux extrémités du monde. Quelques hommes osèrent blâmer ces fureurs; ils osèrent parler le langage de la raison, et toutes les nations connurent enfin les sentiments des vrais Français : le colosse disparut.

Dix mois d'un règne légitime avaient réparé bien des maux, on renaissait à l'espérance, et bientôt le Roi, uni aux deux Chambres, n'aurait plus eu que des bienfaits à répandre, lorsque le retour de celui qui avait fait verser tant de larmes vint frapper les citoyens d'une nouvelle stupeur et les précipiter dans l'abîme. Les ressorts dont ses partisans s'étaient servi pour le ramener doublèrent de puissance par l'empressement inconcevable de quelques uns et la fougueuse activité de la tourbe égarée.

Des élections furent commandées au milieu

de cet effroi, non pour obtenir de dignes représentants, mais pour se concilier les ambitieux et leurrer les esprits d'une apparence de liberté : elles se ressentirent des sentiments de terreur que l'on avait voulu inspirer pour forcer la nation à courir au-devant de sa perte.

On ne peut donc point accuser les colléges électoraux des fautes commises par les partisans du despotisme le plus inouï et du républicanisme le plus inconsidéré. Les hommes sages, inscrits sur la liste des colléges, savaient trop bien qu'une convocation sans droit n'était pas obligatoire à leur égard, et ils ne répondirent point à un appel illégal ; de sorte que, malgré les adjonctions extraordinaires faites pour les remplacer, les élections furent l'œuvre de la minorité. On doit donc cesser de craindre ; les mêmes hommes ne peuvent reparaître : la majorité des colléges est bien convaincue que toutes les factions ont besoin d'un même moyen, c'est-à-dire, du trouble ; qu'elles savent se rapprocher pour l'opérer, sauf à se diviser ensuite : ainsi, ils ne porteront leurs suffrages que sur ceux qui veulent fermement le repos, après vingt-cinq ans de tourmente révolutionnaire.

On doit croire qu'ils n'oublieront pas que l'ordre est, pour une nation souffrante, le plus efficace de tous les remèdes et le préservatif le plus puissant que l'on puisse opposer à sa ruine : d'où il suit qu'on ne peut mettre sa confiance que dans ceux qui ont intérêt de l'établir et de le maintenir.

La juste mesure de cet intérêt est sans doute difficile à déterminer : comment, en effet, l'évaluer sans tomber dans les abstractions, si on refuse de prendre pour base une portion de la mise que chacun apporte à la masse commune, eu égard à sa propriété, qui est représentée par la contribution ? Or, comme la propriété, de quelque nature qu'elle soit, assure à chacun son existence, il est hors de doute que le repos de tous est fondé sur la garantie de cette propriété.

L'on a souvent répété que cette condition élevait une barrière devant l'homme pauvre, encore qu'il soit éclairé et vertueux ; on a dit que la richesse ne donne pas exclusivement les lumières et la probité : on aurait pu ajouter que, dans le cours de la révolution, on a vu beaucoup trop d'hommes, appelés par leur naissance et leur fortune à défendre ces principes, propager au contraire l'esprit d'indépendance.

Que faut-il conclure de ces observations ? Que l'on abuse de tout ; que si quelques individus font un mauvais usage de leur fortune, il en est aussi qui font un mauvais usage de leur esprit ; enfin, qu'on ne peut nier que celui qui est dans le besoin est le plus tenté de dévier pour faire cesser sa détresse : l'un a tout à gagner en se laissant séduire; l'autre, au contraire, s'expose à perdre ce qu'il possède.

En circonscrivant les électeurs dans une série d'éligibles recommandables par leur fortune et leur moralité, loin de leur enlever la faculté de distinguer les plus dignes, on les rapproche du point sur lequel ils sont plus faciles à trouver.

La disposition qui permet d'élire un député à vingt-cinq ans, offre dans le moment présent de plus graves inconvénients, car on peut craindre les effets d'une éducation qui appartient entièrement à la révolution : on doit donc penser qu'il ne sera usé de cette faculté qu'en faveur de ces hommes extraordinaires qui, par leur conduite et leurs talents, promettent de justifier l'exception.

Quelques personnes aussi auraient voulu que l'on préférât à des hommes exercés ceux qui ne peuvent être soupçonnés d'avoir appartenu à aucun parti. Sans doute ces derniers, n'ayant point agi, n'ont point été exposés à commettre des fautes : mais qui peut ignorer qu'une longue inaction diminue les forces?

Et, sans recourir aux exemples qui font connaître que des hommes d'esprit et d'intentions pures ont souvent failli précipiter le gouvernement dans l'abîme, faute d'avoir connu les circonstances dans lesquelles il se trouvait et celles qui avaient précédé, on a le droit de douter qu'une assemblée composée entièrement d'hommes nouveaux, puisse être en mesure avec tous ses devoirs. Ils seront bien grands ceux de la Chambre qui va s'ouvrir! Elle devra concourir à la révision de la Charte octroyée par le Roi, et que sa bonté veut encore améliorer; elle devra prononcer sur le sort d'individus contre lesquels la voix des peuples s'élève; elle aura à réparer des pertes, à acquitter des dettes, enfin à cicatriser des plaies profondes.

Des hommes capables de remplir une si honorable mission ne peuvent échapper aux regards des électeurs; ils doivent se porter sur eux sans que les efforts de l'intrigue puissent les en détourner.

Ils sauront donc préserver la France de ces hommes insidieux qui feignent la résignation ou le dévouement pour attendre l'occasion de se livrer à leur effervescence (1), et de ces

---

(1) Ainsi, que firent les ennemis d'Henri IV, qu'il avait espéré s'attacher par ses bienfaits, et dont il fut la victime.

caractères versatiles qui marchent indifféremment sous toutes les bannières, pourvu qu'ils soient employés.

Ils repousseront ces prétendus dialecticiens, dont la subtilité oppose les sophismes à la raison, et les systêmes aux leçons de l'expérience.

Ils ne voudront pas non plus livrer les intérêts de l'état à ces orateurs, auxquels la loquacité tient lieu de talent, qui parlent sur toutes les matières et ne raisonnent sur aucune; sans cesse exagérés dans leurs opinions comme dans leurs expressions, ils échauffent les esprits, enlèvent les délibérations, et ne laissent aux hommes modestes, ni le temps, ni la possibilité de les combattre.

Enfin, les électeurs se diront que la chambre des députés est constituée pour entretenir la bonne harmonie entre le souverain et les peuples ; que pour être fidèle à son institution, elle doit éclairer le souverain sur les besoins de la nation, et le peuple sur ses devoirs; qu'elle ne doit jamais perdre de vue que les intérêts du Roi et du peuple sont inséparables; que la sûreté du trône et la sécurité des citoyens dépend de cette union.

Si les colléges électoraux, comme on l'espère, sont persuadés de ces vérités, si leur choix appelle des députés qui en sont pénétrés, ils seconderont les voeux de Louis-le-Désiré, et la France sera encore une fois sauvée par son retour.

FIN.

Monsieur Le marquis

Veuillez agreer avec indulgence un petit ouvrage que jai composé a bonne intention s'il peut meriter votre suffrage je m'estimerai heureux de le compter parmi ceux que l'on a bien voulu m'accorder et j'y attacherai un prix d'autant plus grand que j'ai plus de confiance dans vos lumieres

agreez l'hommage de mon Respect

Le chev. Challan

www.ingramcontent.com/pod-product-compliance
Ingram Content Group UK Ltd.
Pitfield, Milton Keynes, MK11 3LW, UK
UKHW012313240726
13966UKWH00005B/1855

9 782012 480162